KB123719

포켓브러리

003

자신만만,
항문질환
다스리기
─치핵·치열·치루·변비

양형규 · 임청호 지음

WC

세창미디어

포켓브러리 003

자신만만, 항문질환 다스리기
– 치핵·치열·치루·변비

초판 1쇄 인쇄 2010년 1월 15일
초판 1쇄 발행 2010년 1월 20일

지은이 양형규·임청호 | **펴낸이** 이방원

편집 김명희·김종훈·손소현·안효희 | **마케팅** 최성수

펴낸곳 세창미디어 | **출판신고** 1998년 1월 12일 제300-1998-3호
주소 120-050 서울시 서대문구 냉천동 182 냉천빌딩 4층
전화 723-8660 | **팩스** 720-4579
이메일 sc1992@empal.com
홈페이지 http://www.scpc.co.kr

ISBN 978-89-5586-101-3 04510
ISBN 978-89-5586-096-2(세트)

값 5,000원

잘못 만들어진 책은 바꾸어 드립니다.

자신만만, 항문질환 다스리기 : 치핵·치열·치루·변비 / 양형규·임청호
지음. — 서울 : 세창미디어, 2010
    p. ;   cm — (포켓브러리 ; 003)

ISBN 978-89-5586-101-3 04510 : ₩5000
ISBN 978-89-5586-096-2(세트)

항문 질환[肛門 疾患]

513.385-KDC4
617.555-DDC21   CIP2010000091

　일상생활의 변화와 바쁜 일과로 치질환자가 급증하고 있다.

　2009년 건강보험심사평가원의 건강보험통계지표에 따르면 1/4분기 가장 많은 진료를 받은 치질 환자는 67,501명으로 집계되었으며 '2008년 주요수술통계'에서 치질수술을 받은 환자 수는 27만 명으로 전체 수술환자 중 가장 높은 수치를 기록, 2007년에 비해 1만 8000명 증가한 것으로 나타났다.

또한 여성 치질환자의 증가추세가 뚜렷해지고 있다. 여성 치질발생의 원인으로는 임신과 출산, 무리한 다이어트 등으로 남성보다 항문질환이 더 생기기 쉬우며, 여성이 치질을 내색하기 곤란한 병으로 여겨 치료를 미루는 점도 하나의 요인이라 할 수 있다.

그 밖에 20대 및 30~40대 환자가 증가한 원인으로는 서구화된 식생활과 스트레스를 꼽을 수 있다.

치질을 보통 '하찮은 병' 쯤으로 여기는 사람들이 많다. 그래서 용변을 볼 때 피가 뚝뚝 떨어져 놀랐다가도 다음에 괜찮으면 그냥 넘어간다. 별다른 통증도 없고, 대변 볼 때만 잠깐잠깐씩 피가 보였다가 금방 멈추기 때문이다. 항문에서의 출혈은 가벼운 치핵의 증상일 수도 있지만 생명을 위협하는 대장암의 징후일 수도 있으므로 증상이 나타났을 경우 반드시 의사와 상의해야 한다.

    이 책은 일반인들을 위한 책으로 항문질환 삼총 사인 '치핵, 치열, 치루'와 '변비'를 주 내용으로 다루고 있으며 진찰의 순서와 의사에게 묻고 싶은 질문과 응답형식으로 비교적 쉽게 구성되어 있다. 아무쪼록 이 책이 건강교양서적으로 독자분들의 대장 항문질환 예방 및 치료에 조금이나마 도움이 되었으면 하는 바람이다.

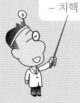

자신만만, 항문질환 다스리기
– 치핵 · 치열 · 치루 · 변비

차 례

◆
치질이란?   10

◆
치핵에 대하여   13

    1. 치핵이란 무엇인가?   13

    2. 치핵은 왜 생기는가?   15

    3. 치핵의 종류   17

    4. 실생활 속에서 치핵 유발요인   23

    5. 치핵의 치료법   25

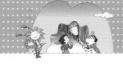

◆
치루에 대하여　44

　1. 항문주위농양　45

　2. 치루가 생기는 원인　47

　3. 치루의 형성　48

　4. 치루의 증상과 진단　49

　5. 치루를 치료하는 방법　51

　6. 특별한 치루　51

◆
치열에 대하여　56

　1. 치열의 원인　57

　2. 치열의 분류　58

　3. 치열의 재발　60

　4. 치열을 치료하는 방법　62

◆
여러 증상에 따른 대장 · 항문질환의 감별표　64

◆
항문에 얽힌 재미있는 이야기:
  프랑스 외과의 역사를 바꾼
  '태양왕'의 치질   66

◆
치질에 대한 오해   68

◆
항문질환 Q&A   77

◆
변비에 대하여   117
  1. 변비의 종류   119
  2. 변비가 생기는 원인   123
  3. 변비인지 진단하는 방법   127
  4. 변비를 치료하는 방법   130

◆
올바른 배변법   140

┋치질이란?

    치질을 '하찮은 병'쯤으로 여기는 사람들이 많다. 그래서 용변을 볼 때 피가 뚝뚝 떨어지면 놀랐다가도 다음에 괜찮으면 그냥 넘어간다. 별다른 통증도 없고, 대변 볼 때만 잠깐 잠깐씩 피가 보였다가 금방 멈추기 때문이다. 하지만 우리 몸에서 어떤 형태로든 출혈이 있다는 것은 달갑지 않은 소식이다. 특히 항문에서의 출혈은 가벼운 치핵 증상일 수도 있지만 생명을 위협하는 대장암의 징후일 수도 있다.

    치질이란 말은 '치의 질환', 즉 항문질환 모두를

뜻하는 말이나 일반인들은 보통 치핵을 치질이라고
부른다. 따라서 치질이란 말은 넓은 의미에서는 항
문질환 모두를 일컫는 것이며, 좁은 의미에서는 치
핵을 뜻한다.

  치질(항문질환)은 항문, 즉 항문관과 그 주변에 생
기는 질환이다. 항문관에서 항문 입구 부근은 피부

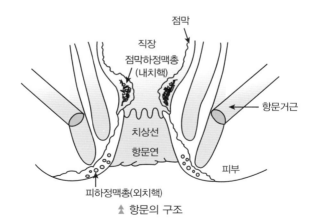

점막

직장
점막하정맥총
(내치핵)

항문거근

치상선
항문연

피부

피하정맥총(외치핵)

🔺 항문의 구조

로, 항문 입구에서 치상선까지 약 1.5cm 부근은 항문상피로, 치상선에서 약 1.5cm 위까지는 항문점막으로, 그리고 그 위는 직장점막으로 덮여 있다. 이처럼 항문은 네 가지의 피부와 점막으로 이루어져 있기 때문에 질환이 생기는 장소에 따라 그 증상이 각기 다르다.

항문질환에는 여러 가지가 있으나 보통 치핵, 치열, 치루가 95%를 차지하며 이 세 가지 질환을 3대 항문질환이라고 한다.

치핵에 대하여

1. 치핵이란 무엇인가?

평상시에 닫혀 있던 항문은 배변을 할 때 최대 4cm까지 벌어진다. 그리고 배변시 대변이 부드럽게 나오도록 충격을 흡수해주는 조직이 있는데 이를 '항문쿠션조직'이라고 하며, 이것이 바로 치핵(치질)조직이다. 이 조직엔 혈관이 풍부해 과거에는 정맥류 조직으로 생각했으나 최근에 항문 괄약을 유지해주는 정상조직으로 밝혀졌다.

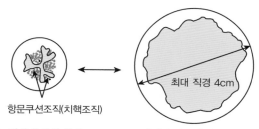

항문쿠션조직(치핵조직)

A. 평상시 닫힌 항문

B. 배변시 항문이 확장된 모습

최대 직경 4cm

🔺 배변시 항문의 확장

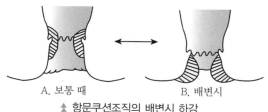

A. 보통 때

B. 배변시

🔺 항문쿠션조직의 배변시 하강

이 쿠션조직이 늘어나서 항문 밖으로 밀려 내려
오면 '병적인 상태'가 되며, 이 병적인 상태를 일반
인들은 치질이라고 부르고, 의학적으로 치핵이라고

한다. 치핵 자체는 정상조직이며, 다만 증상이 있을 때, 즉 출혈이나 탈출이 있을 때 치료를 요한다.

2. 치핵은 왜 생기는가?

치핵이 왜 생기는가에 대해서는 항문쿠션 하강설, 혈관증식설, 정맥류설, 항문괄약근 기능항진설 등 여러 가지 설이 있다. 그 중 가장 유력한 것이 항문쿠션 하강설이다.

항문을 오므려주는 괄약근은 크게 내괄약근과 외괄약근이 있으며, 이 사이에 종주근이 있다. 이 종주근에서 점막까지 연결되는 점막지지인대가 치핵과 항문점막을 내괄약근과 종주근에 고정해주는 역할을 한다.

점막지지인대는 30세가 되면 파괴되기 시작하여

느슨하게 되며 치핵조직이 항문 밖으로 밀려나오기 쉬워진다.

치핵 자체가 유전병은 아니지만 점막지지 인대가 탄탄한가, 느슨한가, 파괴되기 쉬운가 등은 유전이 된다. 키가 크거나 작고 뚱뚱하거나 마른 것에 유전적인 소인이 있는 것과 마찬가지로 부모나 형제 등 가족 중에 치핵환자가 있으면 치핵이 생기기 쉽다.

용변을 볼 때는 누구나 그림처럼 항문쿠션조직이

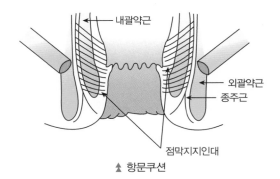

▲ 항문쿠션

하강을 한다. 하강해 있는 시간이 길어지면 점막지 지인대가 파열되거나 늘어나서, 용변이 끝나도 원래대로 환원이 안 되고 항문쿠션조직이 늘어져 있다. 이 상태를 내치핵이라고 한다.

3. 치핵의 종류

(1) 내치핵과 외치핵

직장의 점막과 피부가 만난 곳을 치상선이라고 한다.

치상선보다 안쪽에 생긴 치핵을 암치질(내치핵), 치상선보다 바깥쪽에 생긴 치핵을 숫치질(외치핵)이라고 한다.

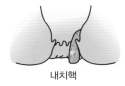 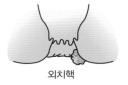

내치핵   외치핵

치상선보다 안쪽에 생긴 치핵   치상선보다 바깥쪽에 생긴 치핵

↟ 내치핵과 외치핵의 구분

치핵의 90% 이상이 내치핵이고 외치핵은 10% 미만을 차지한다.

치상선보다 안쪽 점막은 통증을 잘 느끼지 못해서 내치핵은 통증이 없으며, 치상선보다 바깥쪽 피부는 통증에 민감하여 외치핵은 통증이 심하다.

어떤 사람은 내치핵이 암치질이라고도 하기 때문에 암과 관련이 있냐고 묻는 경우가 있는데 직접적인 연관은 없다. 여기서의 암은 암, 수 할 때의 암이다. 항문질환 중에서 치루는 오래되면 암으로 변하기도 하지만 치핵은 암으로 변하지는 않는 것으로 알려져 있다. 그러나 항문암, 직장암을 치핵으로 오인하여 오랫동안 약국 등에서 약만 복용하다 치료시기를 놓치는 경우도 꽤 있다. 그러므로 항문출혈이 1개월 이상 지속되면 반드시 항문암, 직장암을 의심하여 전문의의 진찰을 받아야 한다.

(2) 내치핵(암치질)

평상시는 아무것도 보이지 않다가 용변 후에 밀려나오는 치핵이 내치핵이다.

내치핵은 탈출 정도에 따라 제1도에서 제4도까지로 분류하며 이 분류에 따라 치료의 방침을 정한다.

제1도

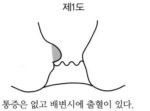

통증은 없고 배변시에 출혈이 있다.
치핵은 탈출하지 않는다.

제2도

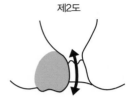

배변시에 치핵이 탈출하는데, 저절
로 원래의 위치로 되돌아간다.

제3도

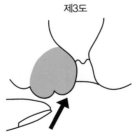

배변시 탈출한 치핵은 손가락으로
밀어넣지 않으면 들어가지 않는다.

제4도

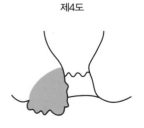

치핵은 단단해지고, 손가락으로 밀
어넣어도 들어가지 않고 통증도 출
혈도 없어진다. 또 점액이 배어나
온다.

🔺 내치핵의 분류도

(3) 외치핵(숫치질)

치상선보다 바깥쪽의 항문에 생긴 치핵, 즉 항문 밖 피부부위에 생긴 치핵을 외치핵(숫치질)이라고 하며 통증이 심하다.

외치핵은 혈전성 외치핵과 항문췌피(피부꼬리)로 나누어진다.

대부분은 혈전성 외치핵으로 대개 배변시 무리한 힘을 주는 경우 외치정맥의 하나가 파열되어 혈액이 고여 혈전을 형성하여 생긴 것이다. 항문췌피는 치핵이 부기가 빠진 후 생기거나 혹은 치열에 동반

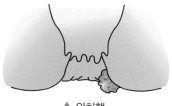

⤊ 외치핵

하여 생긴다.

혈전성 외치핵은 조그만 것은 보존치료를 하면 없어지며 기간은 약 15일에서 한 달 정도 걸린다. 작은 외치핵은 외래에서 간단히 절개하여 혈종을 제거하면 치료가 된다. 큰 외치핵은 입원을 해서 수술하는 게 편하다.

4. 실생활 속에서 치핵 유발요인

① 용변을 오래 보는 습관이 문제

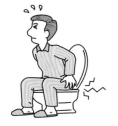

용변을 오래 보면 하강된 항문쿠션
조직이 제자리로 환원이 안 되어
치핵이 잘 생긴다.

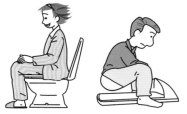

재래식 변기에 쪼그리고 앉는 자세는 치핵을 더 악화시킨다.
치핵 예방에는 양변기가 좋다.

② 습관적인 변비나 설사

③ 오랜 시간 같은 자세로 앉아 있거나 서 있는
   자세

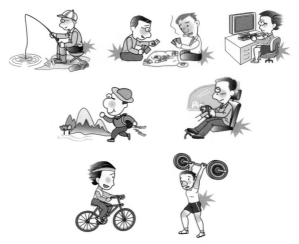

▲ 치핵을 유발하는 운동과 자세

④ 치핵을 유발하는 운동

⑤ 임신

⑥ 지나친 음주행위나 자극적인 향신료 섭취

⑦ 유전

⑧ 저섬유식이

5. 치핵의 치료법

치핵의 치료는 우선 정확한 진단 후 그에 따른 치료법을 선택해야 한다. 정도가 심하지 않으면 보존적 치료를 하며, 심하면 수술을 해야 한다.

분 류	치 료 법
내치핵1도	보존치료
내치핵2도	결찰법, 주사법, 보존치료
내치핵3도	수술
내치핵4도	수술
감돈치핵 수술	수술
외치핵 경증	보존치료
외치핵 중증	수술

⬆ 치핵의 정도에 따른 치료법

치료방법은 보존적 치료와 외과적 치료로 나누며 외과적 치료는 다시 비수술적 방법과 수술적 방법으로 나눈다.

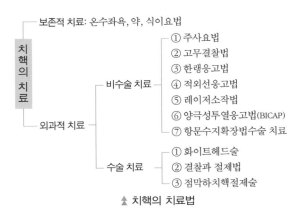

```
         ┌── 보존적 치료: 온수좌욕, 약, 식이요법
         │                        ┌── ① 주사요법
 치                               ├── ② 고무결찰법
 핵                               ├── ③ 한랭응고법
 의                ┌── 비수술 치료 ┼── ④ 적외선응고법
 치                │               ├── ⑤ 레이저소작법
 료                │               ├── ⑥ 양극성투열응고법(BICAP)
         ├── 외과적 치료           └── ⑦ 항문수지확장법수술 치료
                  │               ┌── ① 화이트헤드술
                  └── 수술 치료   ┼── ② 결찰과 절제법
                                  └── ③ 점막하치핵절제술
```

🌲 치핵의 치료법

(1) 보존적 치료

초기 내치핵은 보존적 치료로 치료하며 심한 내치핵도 수술을 못할 사정이 있거나 수술할 때까지는 보존적 치료를 한다. 치열도 보존적 치료로 증세

가 많이 호전된다.

보존적 치료에는 다음과 같은 방법이 있다.

① 온수좌욕

좌욕시 물 온도는 40℃ 정도, 즉 목욕탕 물 정도의 혈행을 촉진시키기에 알맞은 따뜻한 물이 좋다. 너무 뜨겁거나 차면 효과가 적다. 좌욕하는 시간은 과거에는 약 20분 정도를 권하였으나 오래 하면 항문이 충혈되어 증세가 악화될 수 있어 최근에는 2~3분 정도를 권하고 있다. 물은 맹물이면 되고 베타딘 등 소독액을 몇 방울 섞어도 되지만 굳이 섞을 필요는 없고, 소금도 마찬가지이다.

좌욕은 탕 속에 들어가 있거나 세숫대야에 따뜻한 물을 받아 엉덩이를 푹 담그거나 비데나 샤워기로 항문부위에 따뜻한 물을 계속 뿌려도 좋다. 그러

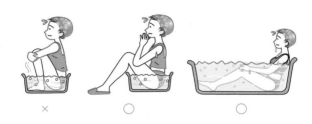

나 쪼그린 자세로 오래 있으면 항문에 충혈이 되기
쉬우므로 샤워기로 할 때는 빨리 끝내는 것이 좋다.

② 약물요법

치질약은 내복약, 연고, 좌약, 주사제로 나눈다.

치핵약의 효능	
〈내복약〉	〈연고, 좌약〉
1) 혈류순환개선	1) 염증의 억제
2) 염증억제	2) 통증의 경감
3) 변완하제	3) 상처치유
4) 동통의 경감	4) 감염방지
5) 출혈의 억제	5) 가려움증치유

치질약은 정맥, 모세혈관을 강화시켜 혈류개선을 도모하는 제재와 염증을 가라앉히는 소염제, 또한 배변을 용이하게 하기 위하여 변을 묽게 하려는 변완화제가 같이 사용된다.

변 완화제는 차전자씨(Psyllium seed) 제재 같은 고섬유질 제재가 주로 사용되며 산화마그네슘(MgO) 같은 염류하제도 사용된다.

ⓐ 소염제: 메리로투스 등이 이에 속하며 염증을 가라앉히고 통증을 줄여주는 역할을 한다. 치핵으로 부어 있을 때나 항문염이 있을 때 효과가 있다.

ⓑ 혈액순환개선제: 항문 주위의 혈액순환을 원활하게 해주면 부종이 가라앉고 치핵의 증상이 좋아진다는 원리를 이용한 것으로 디오스

민 제제 등이 이에 속한다.

ⓒ 변 완화제: 대변을 부드럽게 만들면 배변을 쉽
게 할 수 있어 치핵의 증상이 좋아진다. 고섬유
질제제를 주로 사용하고 산화마그네슘(MgO)
같은 염류하제도 사용한다. 자극성하제는 되
도록 사용하지 않는 것이 좋다.

③ 식이요법(고섬유식)

고섬유식을 하면 섬유소가 수분을 충분히 흡수하
여 대변을 부드럽게 하고 대변의 양을 많게 하여 변
비를 없애주며, 배변이 원활해져 배변시 힘을 덜 주
게 되므로 치핵이 적게 발생한다.

식물성 섬유가 많은 식품은 현미 · 보리 같은 곡
류, 감자 · 고구마류, 콩 · 미역 · 김 같은 해조류, 배
추 · 무 같은 야채류, 과실류, 버섯류 등이다. 결론

적으로 고섬유식은 치핵을 예방할 뿐만 아니라 치료에도 좋은 효과가 있다.

(2) 수술하지 않고 치료하는 방법

가벼운 치핵은 앞에 설명한 보존적 치료를 하고 3, 4도의 심한 내치핵은 수술이 가장 좋은 치료법이다.

수술하지 않고 치료하는 방법은 보존적 치료와 수술에 의한 치료의 중간 정도의 치료라 할 수 있다. 질환의 정도에 따른 치료 방법을 구분해 보면 다음과 같다.

비수술적 치료는 입원을 하지 않고 치료할 수 있다는 장점이 있으나 심한 치핵에는 적용할 수 없다. 비수술적 치료는 경화제 주사요법과 고무링 결찰법이 가장 많이 시술되고 그 외에 항문수지 확장법,

1도, 2도 초기	보존적 치료	
2도, 3도 초기	비수술적 치료	경화제 주사요법 고무링 결찰법 항문수지 확장법 적외선 응고법 한냉 응고법 전자파 치료법
3도, 4도	수술	

▲ 치핵의 정도에 따른 치료법

적외선 응고법, 레이저 소각술, 전자파 치료법 등이
있다.

① 고무링 결찰법

치핵의 외과적 치료법 중 비수술적 치료로 가장
많이 사용되는 방법이다. 늘어진 치핵을 고무링으
로 꽉 조여 묶어 혈액이 안 통하게 차단해서 치핵조
직이 괴사되어 떨어져 나가게 한다. 2도나 초기 3도

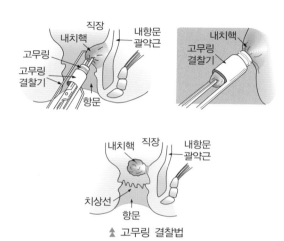
🔺 고무링 결찰법

치핵 정도는 가능해도 중간 정도의 3, 4도 내치핵에는 사용할 수 없다.

② 경화제 주사요법

내치핵이 진행되면서 출혈이 반복되는 경우에 사용하는 방법이다. 내치핵에 혈액을 공급하는 동맥

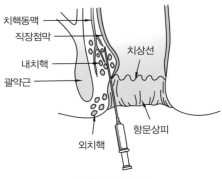

치핵동맥
직장점막
치상선
내치핵
괄약근
항문상피
외치핵

▲ 치핵 주사요법

부근에 페놀 아몬드 오일이라는 경화제나 중국에서
주목받고 있는 경화제인 소치령이나 일본에서 소치
령을 개량하여 만든 지온 등을 주사하여 치핵을 단
단하게 굳게 만드는 방법이다.

주로 1, 2도 출혈성의 내치핵에만 적용할 수 있으
며, 외치핵, 혈전성 치핵, 치루 및 항문주위농양, 치
열 등에는 사용할 수 없다.

③ 레이저 치료법

레이저로 치핵을 태워 기화(Vaporization)시키는 방법이다. 레이저를 칼 대신 사용하여 조직을 자르는 방법, 즉 일반 수술시에 칼 대신 레이저로 하는 것이다.

레이저로 치핵을 태우는 방법으로 조그만 치핵은 치료할 수 있으나 3도, 4도 내치핵처럼 큰 치핵은 이 방법으로 되지 않는다.

④ 수지확장 치료법

치핵환자들은 대개 항문압이 증가되어 있다. 따라서 마취 후 손가락으로 항문을 확장하여 항문압을 떨어뜨려 보자는 것이 이 치료법의 원리이다.

이 방법은 비교적 안전하며 짧은 시간에도 가능하고, 급성 감돈치핵과 같은 응급상황에서 응급수

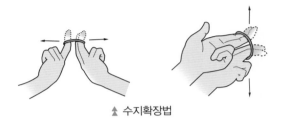

▲ 수지확장법

술 대신 사용하면 효과가 있다. 또한, 치핵 절제술 시 이 방법을 병행하면 수술 후 통증이 적다.

⑤ PPH법(원형봉합기를 이용한 치핵 치료법)

PPH법은 이탈리아의 롱고 교수가 고안한 치료법 으로 그림과 같이 원형 봉합기를 이용하여 항문관 상부의 점막과 점막하 조직을 동그랗게 절제해 문 합해주는 방법이다.

이 치료법은 치핵을 위쪽으로 거상해주는 것만으 로는 치료가 되지 않는 외치핵 성격이 강한 치핵에

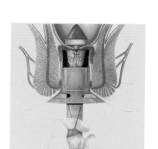

▲ 원형봉합기를 이용한 치핵 치료

는 치료 효과를 크게 기대할 수 없기 때문에 다른 수술로 보강하는 것이 필요하다.

(3) 수술적 요법

① 거상 고정식 점막하 치핵절제술

이 수술법의 원형인 점막하 치핵 절제술은 1956년 영국의 세인트 막 병원의 팍스 경에 의해 발표되었으며, 결찰 절제법의 일종이지만 점막의 대부분

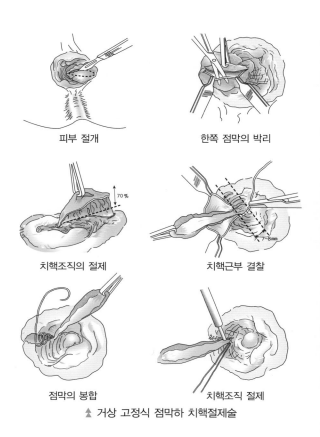

피부 절개

한쪽 점막의 박리

치핵조직의 절제

치핵근부 결찰

점막의 봉합

치핵조직 절제

⬆ 거상 고정식 점막하 치핵절제술

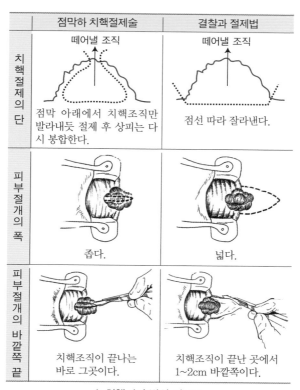

	점막하 치핵절제술	결찰과 절제법
치핵절제의 단	떼어낼 조직 점막 아래에서 치핵조직만 발라내듯 절제 후 상피는 다시 봉합한다.	떼어낼 조직 점선 따라 잘라낸다.
피부절개의 폭	좁다.	넓다.
피부절개의 바깥쪽 끝	치핵조직이 끝나는 바로 그곳이다.	치핵조직이 끝난 곳에서 1~2cm 바깥쪽이다.

🔺 치핵 수술법의 비교표

을 보존하는 수술법이다. 환자의 입장에서는 수술 후 항문이 좁아지거나 2차 출혈 등의 합병증이 적은 장점이 있지만, 의사의 입장에서는 점막 아래로 치핵조직을 박리해야 하기 때문에 수술술기가 까다롭고 시간이 많이 걸리며 엄청난 수고가 뒤따른다는 단점이 있다.

최근의 이론으로 이 수술을 다시 재검토해 보면 되도록 항문조직을 많이 남긴다는 면에서 아주 합리적이다. 필자는 이 점막하 절제술 개념에 하강한 항문조직을 원래의 위치로 교정해주는 '거상 고정'이란 개념을 이 수술법에 첨가하였다.

② 결찰 절제법

현재 가장 많이 시행하고 있는 수술법이다. 치핵과 그 주변의 피부를 함께 박리하여 한꺼번에 그 근부를 실로 결찰한 후 절제하는 방법이다. 과거에는 수술창을 흔히 개방해 놓았으나 요즈음엔 반은 봉합하고 반은 개방하는 반폐쇄식을 많이 이용한다.

　이 결찰 절제법은 수술이 쉽고 수술시간이 짧다는 장점이 있는 반면, 항문이 좁아지는 항문협착의 빈도가 높고 수술 후 2차 출혈의 빈도도 높은 편이다.

③ 화이트헤드법

　1882년에 화이트헤드가 고안하여 발표한 수술법

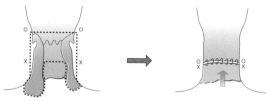

치핵을 포함하여 항문관상피, 점막을 원통형으로 전부 절제하고 직장과 피부(○와 ×)를 봉합한다.

♠ 화이트헤드법

으로서 치핵이 생길 수 있는 모든 부위를 제거하는
아주 광범위한 근치수술이다. 하지만 지나치게 광
범위한 범위를 절제하다 보니 많은 부작용과 후유
증을 동반한다.

항문질환 예방법

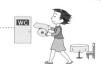

- 용변은 3분 이내로 끝낸다.
- 매일 따뜻한 물로 좌욕을 한다.
- 항상 항문을 청결히 한다.
- 매일 아침식사 후 변의가 있든 없든 화장실에 가서 용변을 본다.
- 변비를 피한다.
- 같은 자세를 계속 취하지 않는다.
- 음주, 담배, 맵고 짠 자극성 음식 등은 가급적 피한다.
- 치질을 초래하는 운동과 레저는 피한다.
- 항문질환 치료에 민간요법은 금물이다.
- 항문질환 정기검진을 1년에 한 번씩 받는다.

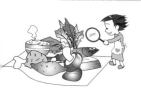

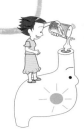

치루에 대하여

치루는 항문관의 내구와 연결되어 있는 후천적으로 형성된 누관을 말한다. 치루는 치핵 다음으로 잘 발생하는 3대 항문질환 중 하나이며, 치료하기가 까다롭고 재발이 많은 질환이다. 항문 주위가 곪은 상태를 항문주위농양이라 하며 고름이 터지면 치루가 된다. 그러므로 항문주위농양은 급성기 상태이고 치루는 만성기 상태이다.

1. 항문주위농양

항문주위농양은 항문과 직장 주위 조직에 염증이 생겨 곪은 것을 말한다. 그리고 염증이 계속해서 진행되어 고름이 터져 나오면서 누관이 생기는 질환이 치루이다.

사람의 눈에는 눈물샘이 있어서 눈물이 나오듯이, 항문에는 치상선 부근에 항문샘이 6~8개 있어 배변시 윤활액이 나와 대변이 부드럽게 나오도록 도와준다. 이 항문샘이 대장균이나 혐기성균으로 감염되어 곪아, 주위 조직으로 확산되면 항문주위농양이 된다. 이 농양이 약한 부분으로 확산되어 피부 쪽으로 터져 나와 누관을 형성하게 되면 치루가 되는 것이다.

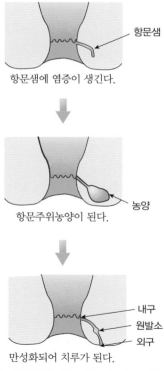

항문샘

항문샘에 염증이 생긴다.

농양

항문주위농양이 된다.

내구
원발소
외구

만성화되어 치루가 된다.

▲ 항문주위농양과 치루가 되는 과정

2. 치루가 생기는 원인

보통 항문주위농양이 배농된 후 누공을 형성해서 치루가 된다. 배변시 윤활액이 나오는 항문샘이 감염되어 항문주위 농양이 되고 고름이 배농된 후 치루가 생긴 것이 대부분이다.

항문주위농양이 터져서 저절로 배농되거나, 수술에 의해 배농만 한 경우에는 후에 약 65%에서 치루가 형성된다. 그 외에 치열의 감염, 외상, 결핵, 크론

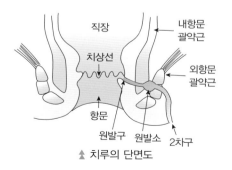

🔼 치루의 단면도

병, 궤양성 대장염, 모소동의 감염, 화농성 한선염 등으로 생기기도 한다.

3. 치루의 형성

항문의 치상선에는 주머니 모양의 항문소와가 있다. 이 항문소와 2개 중 1개꼴로 항문샘이 뚫려 있는데 항문소와로 대변 덩어리 등이 침입하여 항문샘이 감염된다. 이 감염된 항문샘이 열려 있는 곳을 치루의 내구라고 한다.

항문샘관을 통하여 항문의 내괄약근과 외괄약근 사이에 있는 항문샘에 염증이 생기면 고름이 잡히고 딱딱하게 된다. 염증이 생긴 항문샘을 원발소라고 하며 이곳을 제거해야 치루의 재발을 막을 수 있다. 이 원발소에서 저항이 약한 곳으로 뚫고 나가는

데 그 방향에 따라 여러 종류의 치루가 된다. 그리고 밖으로 고름이 뚫고 나온 곳을 치루의 외구라고 한다.

치루는 외견상 외구만 보이지만 항문관 안에 염증이 시작된 내구가 있다. 치루의 재발을 막기 위해서는 이 내구의 처리문제가 중요하다. 여기서 문제의 내구를 찾는 데에도 여러 가지 방법을 이용하는데 10~20%에서는 못 찾는 경우도 있다.

4. 치루의 증상과 진단

치루의 진단에 있어서 가장 주된 치루의 증상은
① 외구가 존재하고, 고름이 배출된다.
② 외구 주위에 딱딱함, 통증이 있다.

치루의 진단에는 아래와 같은 여러 가지 방법이
있다.

① 수개월 또는 수년 전에 항문주위에 농양(고름
   집)이 형성되었던 과거력이 있다.

② 시진: 눈으로 보아 외구가 발견되거나 부어
   있다.

③ 항문손가락 진찰: 손가락에 글러브를 끼고 윤
   활액을 묻힌 후 항문관 안에 넣어 보면 딱딱한
   누관이 만져진다.

④ 항문경, 직장경으로 내구를 볼 수 있다.

⑤ 누관조영술

⑥ 항문내초음파

⑦ 자기공명촬영(MRI): 값이 고가이므로, 심부 치
   루나 복잡치루에서 선별적으로 시행하면 도움
   이 된다.

5. 치루를 치료하는 방법

치루는 수술을 해야 치료된다. 그러나 수술 후에
도 재발될 가능성이 높고 괄약근 손상 등 후유증이
있어서 외과 의사들도 약간 꺼려하는 수술이다. 치
루는 오랫동안 그냥 두면 암이 될 수도 있다.

6. 특별한 치루

(1) 치루의 암

항문질환 중에서 암으로 변할 수 있는 질환은 많
지 않다. 치루는 십 년 이상 방치하면 암이 될 수 있
다. 물론 암이 될 확률이 높은 것은 아니지만 치루
는 암이 되기 전에 근치수술을 받아야 한다.

치루가 암으로 변하게 되면 증상은

① 통증이 지속되고 심해진다.

② 분비물이 많아지고 고름보다는 콜로이드성의
점액, 때로는 혈액이 나온다.

③ 누관 주위가 더 딱딱해지고 커진다.

이런 변화가 보이면 누관을 절제해서 현미경으로
조직검사를 해야 한다. 일단 암으로 변하면 광범위
하게 절제수술을 해야 한다.

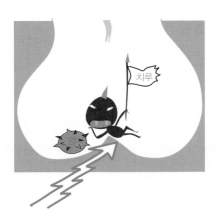

(2) 영유아 치루

대부분 남아에게 생기며 1세 미만에 주로 발생한다.

남아에게 많은 것은 임신 중, 즉 어머니 뱃속에 있을 때 어머니로부터 남성호르몬인 테스토스테론이 과다 분비된 경우 항문샘이 깊게 뚫어져 생기는 것으로 추측하고 있다.

외구는 대개 측방에 생기며 외구가 여러 개 생기기도 한다. 과거에는 단순한 배농술만 하고 기다릴 것을 권유하였으나 단순한 배농술 후 농이 나오는 기간이 2개월 이상 될 수 있고 치루가 여러 개 생길 수도 있어서 요즈음은 조기에 치루절개술로 간단히 수술하는 것을 권장하는 추세이다. 단순 치루 절개 수술로 치료가 잘 된다.

(3) 결핵성 치루

한국은 아직도 결핵이 많은 나라여서 치루 원인의 5-10%를 차지한다.

현재 결핵을 앓고 있거나 앓았던 사람에게 생긴다. 수술 후 상처치유 기간이 길며 재발이 잘 된다. 현재 폐결핵을 앓고 있으면 농양의 경우 단순 절개 배농 후 항결핵제를 3개월 투여 후 수술한다.

(4) 직장치루

질과 항문관 혹은 직장에 치루가 형성된 것이다.

분만에 의한 손상이 가장 많은 원인이며 대개 3개월간 보존치료 후 치료가 안 되면 수술한다.

(5) 크론병 치루

크론병 3예 중 1예에서 치루가 생긴다. 크론병 치루는 치료가 잘 안 되고 재발성이 높으며 치루 근치 수술 같은 파괴성이 높은 수술보다는 파괴성이 낮은 수술이나 보존요법을 추천한다.

┇치열에 대하여

치열은 치핵, 치루와 함께 가장 흔한 3대 항문질
환의 하나이다. 치열은 항문관의 찢어진 상처를 말
하며 치상선보다 아래쪽에 생긴다.

보통 후방 정중선에 많이 생기고 전방 정중선에
도 생긴다. 만약 측방에 치열이 생기면 매독, 결핵,
백혈병, 크론병, 궤양성 대장염을 의심해봐야 한다.
젊은 사람에게 잘 생기고 남자보다 여자에게 약간
더 많이 발생한다.

치열은 보통 찢어진 곳이 아물면 증상이 없어지

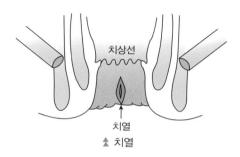

치상선

치열

▲ 치열

고 다시 찢어지면 증상이 나타나는 증상기와 무증
상기가 되풀이된다.

1. 치열의 원인

대부분 딱딱한 대변으로 항문관이 손상을 받아서
생기지만, 설사를 자주 할 때 생기기도 한다. 항문
전후방향에 잘 생기며 특히, 항문 후방은 근육이 받
쳐 주지만 근육이 약해서 잘 찢어지기 때문에 이곳

에 많이 생기는 것으로 보고 있다.

2. 치열의 분류

(1) 급성치열

딱딱한 대변의 배출 등 기계적 손상에 의해 일어나며 찢어진 열상이 깊지 않다. 보존적 치료로도 일주일이면 치료할 수 있다.

(2) 만성치열

급성치열의 재발이 반복되고 괄약근의 경련이 가해져서 만성적인 과정이 반복되면 상처는 난치성이 되어 깊어져 궤양을 형성하고 2차적으로 피부꼬리(췌피), 항문비대유두가 생긴다. 수술을 해야 치료된다.

만성치열에 이르면 항문에 협착이 동반되어 변이 가늘게 나오거나 심한 통증 때문에 배변장애 등을 불러일으키기 때문에 수술을 통해 치료해야만 한다.

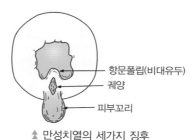

항문폴립(비대유두)
궤양
피부꼬리

⬆ 만성치열의 세가지 징후

폴립

피부꼬리

1 항문상피가 얇아 상처가 난다.

2 상처가 가장자리에 과양상이 된다.

3 염증성의 폴립이 생긴다.

⬆ 만성치열의 형성

(3) 기 타

이 밖에도 거대한 치핵이나 항문용종 등이 항문 밖으로 밀려나오는 것이 반복되면서 궤양이 형성되는 수반성 치열이 있고, 매독, 결핵, 크론병, 궤양성 대장염, 백혈병, 베세트병 등의 다른 질병으로 인해 항문에 치열이 생기는 경우도 있다.

3. 치열의 재발

최근 식이섬유의 섭취가 줄고 편식과 인스턴트 식품의 영향으로 변비는 점점 늘어나고 따라서 항문이 자극을 받아 치열이 잘 발생한다. 이런 행동패턴과 식습관의 개선 없이는 치열은 재발의 고리를 만들어 갈 것이다.

그 밖에 치열이 나은 부위에 생긴 반흔이 다시 찢

어져 치열이 재발하기 쉽고, 항문이 좁아져 항문협
착이 생기면 변비가 생기기 쉬워 치열이 잘 낫지 않
게 된다. 또한, 치열로 생긴 항문 바깥쪽의 피부꼬리
주위는 오염되기 쉬우므로 재발의 한 요인이 된다.

진단 방법

- 증상을 듣는 것만으로도 쉽게 진단이 된다.
- 손가락 진찰: 손가락으로 항문 뒤쪽이나 앞쪽에서 압
  통이 있는 궤양을 만질 수 있다. 통증으로 항문을 오
  므리고 있어 눈으로 궤양을 확인하기는 힘들다. 어떤
  때에는 심한 통증으로 손가락이나 항문경 삽입이 불
  가능하다. 이런 때는 마취연고를 바른 후 몇 분 후에
  진단한다.
- 항문의 협착과 꽉 조임: 손가락 진찰을 해보면 항문
  이 좁고 꽉 조임을 느낄 수 있다.
- 항문비대유두, 피부꼬리의 확인
- 항문관 내압을 검사하면 항문압이 올라가 있다.

4. 치열을 치료하는 방법

(1) 보존적 치료

① 온수좌욕   ② 약물치료

③ 연고나 좌약   ④ 고섬유식이

(2) 수술적 치료

① 내항문괄약근 측방절개술

항문괄약근에 염증이 생겨서 배변시 괄약근이 잘 벌어지지 않고 항문이 딱딱해지고 좁아져 있으므로 항문괄약근을 약간 절개하여 항문을 확장하여 혈액순환이 원활하게 되어 찢어진 부위가 빨리 아물도록 하는 치료법이다.

② 피부판 이식술

만성 치열의 경우 상처가 궤양으로 발전하는
데, 이때 시행되는 수술법이 피부판 이식술이
다. 수술방법은 우선 마취가 이루어지면 기구를
통해 항문을 넓힌다. 그리고 궤양으로 발전한
상처를 절제하고, 그 부위에 정상의 항문 피부
판을 이식하여 봉합하면 된다.

여러 증상에 따른 대장·항문질환의 감별표

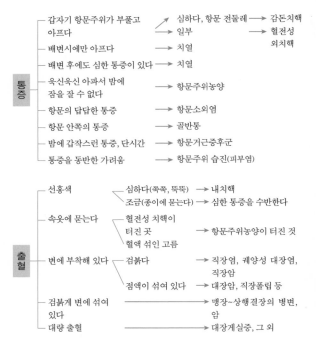

통증

- 갑자기 항문주위가 부풀고 아프다 → 심하다, 항문 전둘레 → 감돈치핵
- → 일부 → 혈전성 외치핵
- 배변시에만 아프다 → 치열
- 배변 후에도 심한 통증이 있다 → 치열
- 욱신욱신 아파서 밤에 잠을 잘 수 없다 → 항문주위농양
- 항문의 답답한 통증 → 항문소와염
- 항문 안쪽의 통증 → 골반통
- 밤에 갑작스런 통증, 단시간 → 항문거근증후군
- 통증을 동반한 가려움 → 항문주위 습진(피부염)

출혈

- 선홍색
  - 심하다(쭉쭉, 뚝뚝) → 내치핵
  - 조금(종이에 묻는다) → 심한 통증을 수반한다
- 속옷에 묻는다
  - 혈전성 치핵이 터진 곳
  - 혈액 섞인 고름 → 항문주위농양이 터진 것
- 변에 부착해 있다
  - 검붉다 → 직장염, 궤양성 대장염, 직장암
  - 점액이 섞여 있다 → 대장암, 직장폴립 등
- 검붉게 변에 섞여 있다 → 맹장~상행결장의 병변, 암
- 대량 출혈 → 대장게실증, 그 외

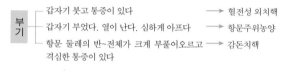

부
기
- 갑자기 붓고 통증이 있다 → 혈전성 외치핵
- 갑자기 부었다. 열이 난다. 심하게 아프다 → 항문주위농양
- 항문 둘레의 반~전체가 크게 부풀어오르고 격심한 통증이 있다 → 감돈치핵

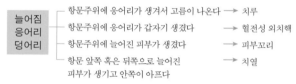

늘어짐
응어리
덩어리
- 항문주위에 응어리가 생겨서 고름이 나온다 → 치루
- 항문주위에 응어리가 갑자기 생겼다 → 혈전성 외치핵
- 항문주위에 늘어진 피부가 생겼다 → 피부꼬리
- 항문 앞쪽 혹은 뒤쪽으로 늘어진 피부가 생기고 안쪽이 아프다 → 치열

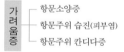

가
려
움
증
- 항문소양증
- 항문주위 습진(피부염)
- 항문주위 칸디다증

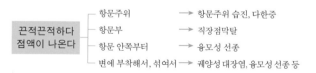

끈적끈적하다
점액이 나온다
- 항문주위 → 항문주위 습진, 다한증
- 항문부 → 직장점막탈
- 항문 안쪽부터 → 융모성 선종
- 변에 부착해서, 섞여서 → 궤양성 대장염, 융모성 선종 등

프랑스 외과의 역사를 바꾼 '태양왕'의 치질

르네상스 시대로부터 의사들은 전문적인 교육을 받은 직업으로 인정받기 시작했다. 그러나 이것은 내과의사에 국한된 것이고 외과의는 여전히 이발사와 직업적으로 차별성을 갖지 못하는 낮은 지위였다. 그러나 한 사람의 항문이 프랑스 외과의의 지위를 올려놓았다.

'태양왕' 루이 14세는 치루로 고생한 역사적 인물 중 하나로 알려져 있다. 루이 14세는 프랑스의 문화, 예술 발전에도 기여한 바가 큰 왕이며 '비데'를 본격적으로 사용한 기록이 있다. 왕 본인이 치루로 고생을 했으니 이런 기구의 필요성이 남달랐을 것이다. 루이 14세는 대변을 볼 때마다 통증을 느꼈는데 그것을 완화시키는 방법으로 관장을 많이 했다. 이 덕분에 관장은 귀족들 사이에서 유행처럼 행해졌다.

검사 결과 루이 14세의 항문에서 혹이 발견되었다. 연고를 바르고 관장을 했지만 어느 내과의도, 약제사도 루이 14세의 병을 고치지 못했다. 그때 외과의 샤를르 프랑소와 펠리가 불려와 루이 14세의 항문을 진찰하게 되었다. 샤를르 프랑소와 펠리는 치루란 진단을 내리고 6개월 안에 제거할 수 있다고 자신했다.

1668년 11월 18일 베르사유에서 많은 관객을 모아놓고 수술은 집도됐다. 3차에 걸친 이 수술로 루이 14세의 치루는 완치된 듯 보였다. 이를 기뻐한 루이 14세는 샤를르 프랑소와 펠리에게 많은 포상을 내리고 1668년을 '치질의 해'로 선포했다. 왕의 치루수술이 성공적으로 끝난 것이 계기가 되어 외과의의 지위는 높아지고 1731년 왕립외과학회가 설립되기도 했다.

수술의 성공여부를 떠나 '태양왕'의 치질 덕분에 위상이 높아진 점은 프랑스의 외과의사들이 펠리에게 두고두고 감사할 일이다.

치질에 대한 오해

환자들은 치질이 의심되면 병원에서 진찰받는 것이 창피하기도 하고 번거롭다고 생각하여 약국부터 찾는다. 정확한 진단 없이 약으로 치료하는 것은 임시방편에 지나지 않는 경우가 많다. 이는 치질을 부끄러운 질환으로 생각하고 있기 때문이다. 그런 까닭에 우리는 치질과 관련된 오해들을 흔히 접하게 된다. 오해나 편견들은 실상을 제대로 알지 못하는 데서 비롯된다. 치핵(치질)에 대한 편견 역시 치핵이란 질병을 제대로 알지 못한 상태에서 빚어진 잘못된 추측의 소산이다. 따라서 편견을 불식시키는 길은 정확한 사실을 이해하는 데 있다. 이제부터 우리가 인식해야 할 정확한 사실에 근거하여 잘못된 편견들을 하나하나 점검해 보자.

치질은 반드시 수술해야 한다?

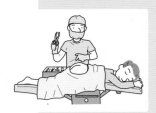

일반인들은 치질이라면 무조건 수술해야 하는 것으로 생각하지만, 보존요법과 약물요법으로 치료되는 경우가 70% 이상이며, 실제로 수술이 필요한 환자는 30% 미만이다.

● 치핵의 경우

치핵은 항문질환 중 가장 많은 부분(70% 이상)을 차지한다. 치핵은 내치핵과 외치핵으로 나눠지고 그 중 내치핵이 90% 이상을 차지한다. 말하자면, 치질 중에서 가장 흔한 것이 내치핵인 셈이다. 1, 2도 치핵의 경우는 보존적 치료와 비수술적 치료로 완치 가능하다. 수술을 해야 하는 경우는 3도 이상의 치핵으로 이 정도면 비수술법인 주사요법이나 고무링 결찰법으로 완치하기가 어렵다. 또한, 혈전성 외치핵은 보존요법도 가능하나 큰 경우엔 수술이 더 효과적이다.

● **치루의 경우**

항생제로 증상의 호전이 약간 있을 수 있으나 완전한 치료는 수술이다. 항문주위농양은 항문주위가 곪은 질환으로 치루의 전단계이며, 가능한 한 빨리 수술을 하는 것이 유리하다.

● **치열의 경우**

급성치열과 만성치열로 나뉘는데 만성치열은 수술을 해야 한다.

수술을 해야 하는 질환	수술이 필요 없는 질환
3, 4도 내치핵 감돈치핵 중증 이상의 혈전성 외치핵 항문주위농양 만성치열 직장탈출증	1, 2도 내치핵 경증의 혈전성 외치핵

치질수술 후 통증이 심하고 항문이 좁아진다는데?

과거에 치질수술은 꽤나 아픈 수술로 알려졌다. 이로 인해 수술의 통증에 대한 말들이 회자되면서 치질수술을 더욱 기피하는 경향이 생겨났다.

주로 통증을 느끼는 부위는 항문의 치상선 아래부위로 이 부위는 체신경의 지배하에 있기 때문에 통증에 민감하다. 수술 후에 통증이 심한 이유는 점막과 치핵조직을 많이 제거하기 때문이다. 그러나 요즈음은 되도록 적게 점막조직을 제거하는 경향이어서 통증이 더욱 줄어들었다. 과거에는 치질수술 후 지혈을 위해 바셀린 거즈를 원통모양으로 말아서 항문관 안에 삽입했는데 그러면 마취에서 깨어난 후에 통증이 아주 심했다. 그래서 치질수술 후에는 통증이 아주 심하다고 알려졌다. 그러나 요즘은 원통모양의 거즈를 대개는 삽입하지 않으며, 삽입하더라

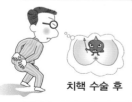

치핵 수술 후

도 가벼운 것을 넣기 때문에 통증이 심하지 않다.

　또한, 치질수술을 받고나서 변이 가늘어지고 대변을 볼 때마다 통증을 호소하는 환자들이 있는데 주로 수술로 인한 항문협착이 원인이다. 항문협착은 항문이 비정상적으로 좁아지는 것으로 과거에는 치질수술시 조직을 많이 제거하여 자주 발생했으나 최근에는 많이 줄었으며, 생기더라도 간단한 수술로 해결된다.

　그리고 수술법의 발달뿐만 아니라 진통제, 자가통증조절기의 발달로 예전과 같은 통증은 없고, 있더라도 참을 만하다.

수술하면 대변이 샌다는데?

대변 조절기능을 하는 괄약근이 손상되었을 때 소위 대변이 새는 변실금이 생긴다. 괄약근이 손상되는 수술은 치루와 중증 치열의 경우이다. 치루수술의 경우 괄약근이 손상되기 쉽다. 치열수술의 경우는 주 수술법이 내괄약근 절개법으로 이 수술 후에 경한 변실금이 일부에서 나타날 수 있다. 때문에 최근에 내괄약근은 부분적으로 절개하는 경향이다. 치핵수술은 괄약근을 절제할 일이 없으므로 심한 변실금은 생기지 않으나 치핵조직을 필요 이상으로 많이 절제하면 가벼운 변실금이 생길 수도 있다. 따라서 치핵조직은 되도록 적게 떼어내려는 추세이다.

간단하고 입원하지 않아도 된다는 말에 현혹되어 비의료인에게 부식제 주사를 맞으면 통증이 아주 심하며 항문의 협착이 생기기 쉽고 변이 새는 변실금이 생기는 등 항문을 망가뜨리게 된다.

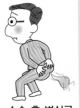

수술 후 변실금

치질은 재발한다?

치질수술의 합병증을 치질이 재발한 것으로 오해하는 경우가 많다. 치질수술시 동반된 다른 항문질환을 그대로 둔 경우나 항문협착증, 피부꼬리가 생긴 경우 등이다.

피부꼬리는 치핵수술 후 수술부위가 부었다가 부기가 빠지면서 피부가 꼬리 모양으로 남는 경우인데, 일반인들은 치핵이 재발한 것으로 오해하기 쉽다. 그러나 피부꼬리는 내치핵과는 달리 항문 안쪽은 정상이고 다만 바깥 피부만 남은 것이다. 따라서 치료도 간단하여 외래 처치실에서 부분마취를 한 후에 간단히 절제하면 완치된다.

과거에는 치핵조직을 정맥류로 인해 생긴 비정상조직으로 간주하여 많이 절제하는 것을 원칙으로 삼았다. 하지만 최근 들어 치핵조직은 조직 내 확장된 정맥 내에 혈액을 채워 평상시에 항문을 닫아주는 기능을 하는 정상조직임이 밝혀졌다. 따라서 이제 치핵조직은 많이

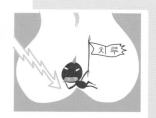

수술 후 재발

떼어낼 필요 없이 항문 밖으로 빠지지만 않게 하면 되는 것이다.

치루는 다른 항문질환에 비해 비교적 재발률이 높은 질환이다. 그 이유는 항문주위농양을 절개만 하여 치료하면 65% 정도가 치루로 발전하기 때문이다. 그러나 항문주위농양에서도 내구가 확실히 발견되면 처음부터 근치수술을 하여 치루로 발전되는 것을 막을 수 있다. 하지만 급성기에는 내구를 발견하기 어렵고 조직이 흐물흐물해서 항문주위농양 수술은 2단계 수술, 즉 1단계에서는 절개 배농술만, 2단계에서 치루 근본 수술을 일반화하고 있다. 두 번째 수술에서 확실히 내구를 밝혀 수술하고 나면 더 이상 재발하는 일은 없다. 수술을 한 번 더 하는 것도 번거롭기 때문에 필자는 되도록 1단계로 근치수술을 하는 것을 원칙으로 하고 있다.

항문질환 Q&A

◉ 수술이 필요한 치핵

Q 화장실에 오래 앉아 있다 보면 항문에서 조그만 것이 나왔다가 배변이 끝나면 안으로 들어가 버립니다. 치핵 같은데, 꼭 수술을 받아야만 치료 가능한가요?

A_ 치핵은 초기에는 약, 좌약, 식이요법 등 보존요법으로 치료가 가능하며, 조금 더 진행되면 고무링 결찰요법, 경화제 주사요법 등으로 치료가 가능합니다. 다음과 같은 경우에는 수술해야 합니다.

- 배변 후 항문 밖으로 치핵이 튀어나와서 손으로 밀어 넣어야 들어간다(3도 내치핵).
- 쪼그리고 앉거나 기침만 하여도 치핵이 튀어나온다(3도 내치핵).
- 치핵이 몇 개나 밖으로 빠져 나오며 국화꽃이 핀 것처럼 항문 밖으로 탈홍되어 있다(4도 내치핵).
- 탈출한 치핵이 괄약근을 조여 항문에 고무튜브를 붙여 놓은 것처럼 심하게 붓고 아프다(감돈치핵).
- 출산 전·후에 치핵으로 고생한 경험이 있으며, 앞으로 출산 예정에 있다.
- 출혈, 통증, 탈출이 되풀이된다.
- 항문 둘레의 약 반 정도가 꽈리모양으로 부풀었으며 통증이 있다(혈전성 외치핵).
- 탈출한 치핵 색이 까맣게 변해 있으며 통증이 있다(감돈치핵).

● 치핵수술 후 재발

Q 수술 후에 치핵이 다시 재발되기도 하나요?

A_ 치핵수술 후 재발은 거의 안 되지만 재발되는 경우는 다음과 같습니다.

- 혈전성 외치핵의 경우 또 다른 부위에 혈전성 외치핵이 생길 수 있습니다. 혈전성 외치핵은 핏덩어리가 뭉쳐 있는 것인데 이것만 절개하여 빼냈을 경우 원래 내치핵이 있던 환자는 내치핵은 그대로 있게 됩니다.
- 치핵이 보통 3개 있는데 이 중 1~2개만 절제하고 나머지는 작아서 그냥 두었을 경우 그게 더 커져 재발할 수도 있습니다.

• 수술 후 항문주위가 부어 있다가 부기가 빠지
  면 피부가 늘어나 피부꼬리라는 외치핵이 남을
  수도 있습니다.

  최근 항문수술의 발달로 이와 같이 재발하는 경
우는 거의 없으며 만약 재발하더라도 그것은 경미
한 것으로 큰 문제가 되지 않습니다.

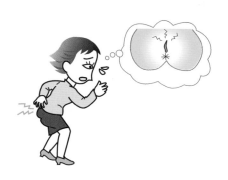

● 치루의 수술과 입원기간

Q 병원에 갔다 왔는데 치루라고 합니다. 학기 중이라 입원기간이 궁금합니다. 치루수술을 하면 어느 정도 입원이 필요합니까?

A_ 치루는 가벼운 치루부터 심한 치루까지 다양합니다. 치루의 정도에 따라 수술방법도 다르고, 입원기간도 2일부터 일주일에 이르기까지 여러 경우가 있습니다.

피부점막하 치루나 내외괄약근간 치루는 보통 치루가 얕고 단순하므로 입원기간이 2~3일이면 충분하지만, 직장 속까지 가는 골반직장와 치루는 수술창이 크고 깊어 1주 이상 입원하는 경우도 있습니다. 때때로 인공항문을 만드는 경우도 있습니다. 입원기간은 치루의 정도, 수술법, 주치의의 방침 등에 따라 차이가 있으므로 의사와 상담하는 것이 좋습니다.

⑩ 치루수술 후 입원 중 주의사항

Q 내일 치루수술을 받을 환자입니다. 혹시 입원 중에 제가 주의할 점이 있으면 알려주십시오.

A_ 치루수술은 치핵수술보다 수술창이 크고 깊어서 치료기간이 긴 편입니다. 수술 직후 수술창에서 진물이 많이 나오며 출혈이 되기 쉽습니다. 배변 후에 하루 한 번 정도는 비누로 닦는 것도 좋습니다.

배변시에는 변이 잘 안 나오더라도 무리하게 힘을 주는 것은 좋지 않습니다. 무리하게 힘을 주면 꿰맨 수술창이 터진다든가 출혈이 되기 쉬우므로 대변을 부드럽게 만드는 완하제를 사용할 필요가 있습니다. 수술 후에 오랫동안 앉아 있으면 수술창에 부담을 줄 수 있으니 주의해야 합니다.

◑ 치루수술 후 퇴원한 이후의 주의사항

Q 항문질환 중 치루수술이 꽤나 까다로운 수술이라고 들었습니다. 수술 후 퇴원해서 제가 주의할 사항은 무엇입니까?

A_ 항문질환 수술 중 치루수술은 회복기간이 긴

편입니다. 상처를 벌려 놓은 곳이 있고 상처가 깊기 때문입니다. 따라서 입원기간도 길고, 퇴원 후 안정기간도 깁니다.

가장 중요한 것은 수술창을 청결히 유지하는 것으로 배변 후 따뜻한 물로 좌욕을 하여 깨끗이 닦는 것이 중요합니다. 물로 닦은 후에는 잘 건조시켜야 합니다. 오랫동안 앉아 있거나 운전은 피하는 것이 좋고 격렬한 운동도 피하는 것이 좋습니다.

● 치루수술 후의 재발

Q 치루수술을 받은 30대 직장인입니다. 주위에서 그러는데 치루는 수술 후에도 재발이 잘 된다고 하더군요. 그 이유는 무엇이며 주의사항은 무엇인가요?

A_ 항문주위농양은 절개배농만 했을 경우 2/3에서 치루로 발전하여 다시 치료를 요합니다. 치루는 수술 중 내구를 못 찾는 경우가 논문에 따라 5~50%까지 보고되고 있습니다. 내구가 살짝 막혀 있는 경우가 많으며 내구 처리를 못하면 재발이 되는 비율이 높습니다. 요즘에는 수술 중 내구를 찾는 방법이 많이 개발되어 내구를 거의 찾아내지만 찾지 못하는 경우도 있습니다. 또한, 항문은 대변이 통과하는 곳이므로 감염의 우려가 늘 있습니다. 그리고 결핵에 의한 치루는 재발이 되기 쉽습니다.

● 치루수술 후의 음식 주의

Q 제 아들이 최근에 치루수술을 받았습니다. 그러다 보니 식단을 짜는 것에 은근히 신경이 쓰이네요. 치루수술을 받은 후 피해야 할 음식이 있다면 알려주십시오.

A_ 역시 술, 과다한 음식, 변비를 일으키는 음식 등은 피하는 것이 좋습니다. 그러므로 채소와 과일을 많이 먹고 수분섭취를 늘리는 것이 좋으며, 너무 과식하는 것도 좋지 않습니다. 담배도 끊을 수 있으면 끊고 줄이기라도 하는 것이 좋습니다.

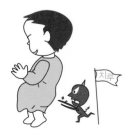

○ 치루수술 후의 합병증

Q 저는 항문주위에 농양이 있었는데 그것이 치루로 발전했습니다. 곧 수술을 받을 예정인데 치루수술 후 변이 새는 경우가 많다고 들었습니다. 정말로 그렇습니까?

A _ 치루수술은 개방술식인 경우 괄약근을 자르게 됩니다. 경미한 형은 별 문제가 없으나 심한 형의 경우는 문제가 생길 수 있습니다. 따라서 요즈음은 심한 형은 개방술식보다는 괄약근 보존술식이나 시톤법(치루 결찰법) 등으로 치료합니다. 괄약근 보존술식은 개방술식보다 재발률은 높으나 괄약근 손상으로 변이 새는 변실금이 생길 비율이 아주 낮습니다.

◑ 치열의 약물치료

Q 저는 30대의 맞벌이 주부입니다. 그래서 늘 시간에 쫓기다 보니 화장실에도 자주 못 가고 변을 볼 때면 항문이 찢어지는 듯한 느낌에 따갑고 아프기도 합니다. 수술하기는 무섭고 약으로 치료할 수는 없을까요?

A 증상으로 보아 치열로 의심됩니다. 물론, 치열도 약물치료가 가능합니다. 특히 초기 치열이나 급성치열의 경우에는 우선적으로 약물로 치료합니다. 치열은 변비를 피하는 것이 가장 중요하므로 소염제, 혈행 개선제, 변 완하제를 투여하여 변비를 해소하여 항문관이 단단한 변에 의해 손상되지 않도록 합니다. 또한 연고나 좌약을 사용하여 통증 완화나 상처를 아물게 할 수 있습니다. 그

러나 치열이 여러 번 반복되어 만성치열이 되면 약물치료보다는 수술로 치료하는 것이 가장 좋습니다.

◑ 치열의 재발

Q 저희 딸은 변비가 심했습니다. 그러다 보니 항문이 찢어지는 일도 많고 해서 급기야 만성치열로 오늘 수술을 받았습니다. 그런데 치열은 재발이 잘 된다면서요? 엄마로서 걱정이 많이 되네요. 정말 치열은 재발이 잘 되는 병인가요?

A_ 치열은 항문질환 중에서도 재발이 잘 되는 병입니다. 특히 여성들에게 흔한 질환입니다. 화장실에 가는 것을 부끄럽게 여기다 보니 변을 볼 기

회를 놓치고 이런 일이 반복되다 보면 변비가 올 수 있습니다. 그로 인해 변비가 심해져 단단한 변이 나오면서 항문이 찢어지게 되죠. 일단 수술을 통해 치료를 한 후에는 치열을 유발시키는 생활습관이나 배변습관을 고쳐 나가도록 합니다. 그러면 재발의 위험을 줄일 수 있습니다. 우선, 식이섬유가 풍부한 음식을 먹는 것이 중요합니다. 섬유소가 많이 함유된 식품은 변을 부드럽게 해 배변을 원활하게 해줍니다. 또한 변비를 예방함으로써 치열의 재발도 막을 수 있습니다. 변의가 느껴질 때는 참지 말고 화장실에 가도록 하십시오. 그리고 아침식사를 꼭 하시고 식사 후 규칙적으로 배변을 하는 습관을 들입니다. 아침식사 후에 변을 보고 싶은 느낌이 가장 강하므로 아침식사는 거르지 않는 것이 좋습니다.

◑ 항문질환과 유전

Q 저의 아버지는 치질로 고생이 심하셔서 수술까지 받으
셨습니다. 저도 치질이 있는데 점점 심해지는 것 같습니
다. 항문질환은 유전이 되는 병인가요?

A_ 항문질환 자체가 유전은 아니지만 항문질환을
일으키는 소인은 유전됩니다. 예를 들면, 내치핵
은 항문의 점막하 쿠션조직이 밀려 내려와 생기
는 병인데, 이 쿠션조직을 붙들어 매고 있는 점막
지지인대가 느슨한가, 튼튼한가, 또 배변시에 늘
어났던 점막지지인대가 배변 후 얼마나 빨리 원
상태로 회복되는가 등 치핵이 발생하는 소인은
유전됩니다.

또한, 항문 괄약근의 조임이 강하다면 치핵, 치열

의 발생이 잘 되고 항문샘이 다른 사람보다 깊다
면 항문주위농양이나 치루가 잘 생깁니다.

사람의 키가 크고 작은 것이 유전성이 있듯이 이
런 소인은 유전성이 있습니다. 부모나 형제들에
게 항문질환이 있으면 항문질환의 예방, 즉 올바
른 배변습관, 식생활법 등에 신경을 쓰는 것이 좋
습니다.

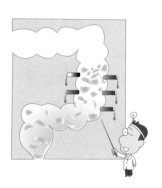

● 항문질환에 나쁜 음식

Q 간혹 회식이 있은 다음날 항문에 조그만 것이 튀어나오는데 아무래도 술을 마셨기 때문이 아닌가 하는 생각이 드네요. 항문질환에 있어 나쁜 음식은 무엇인가요?

A_ 우선 술은 피해야 합니다. 맥주, 소주 등 술은 항문부위의 충혈을 일으키고, 설사를 유발하며 간에 부담을 주고 염증을 악화시킵니다. 그래서 출혈성 치핵이 있는 분은 음주 후에 출혈이 되는 경우가 많습니다.

또한 육류, 잘 정제된 가공식품도 좋지 않습니다. 육류를 알맞게 먹는 것은 괜찮지만 너무 많이 먹는 것은 대장과 항문에 부담을 줍니다. 육류나 잘 정제된 식품은 대변의 양을 적게 만들고 변비를 일으키기 쉽습니다.

설사와 변비를 일으키는 음식도 피해야 합니다. 감, 곶감 등은 변비를 유발합니다. 커피, 코코아 등도 항문질환에 좋지 않습니다. 고추, 후추, 겨자, 카레 같은 조미료도 좋지 않습니다. 이런 조미료는 거의 소화되지 않고 변으로 나와 항문을 자극해 울혈을 일으키고 염증을 심하게 만듭니다.

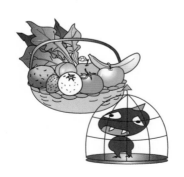

● 항문질환에 좋은 음식

Q 고3 수험생입니다. 공부를 하느라 책상에 늘 앉아 있다 보니 변비와 함께 콩알만한 것이 생겼다 없어지곤 합니다. 항문질환에 좋은 음식이 있으면 알려주세요.

A_ 학생은 혈전성 치핵이 때때로 생기는 것 같습니다. 변비와 항문질환에는 식물성 섬유소가 많이 함유된 채소, 과일 등이 좋습니다. 식물성 섬유소는 수분을 흡수하여 대변의 양을 많게 하고 부드럽게 만듭니다. 채소는 섬유소를 많이 먹는다는 면에서는 삶아서 먹는 것이 더 좋습니다.

◑ 항문질환과 비타민제

Q 비타민이 몸에 좋다고 하여 늘 비타민제를 사 먹고 있는데, 혹시 비타민제도 항문질환에 효과가 있나요?

A_ 어느 비타민이 부족하여 항문질환이 발생하는 경우는 없습니다. 그렇지만 비타민 E는 말초혈관의 혈류를 촉진시키고 혈액의 응고를 억제하여 혈전이나 울혈을 없애는 데 좋으므로 내치핵과 외치핵에 효과가 있습니다.

○ 항문질환과 약

Q 저희 어머니는 가끔 치질 조짐이 보이면 약국에 가서 약을 사 드십니다. 그러나 그때뿐인 것 같은데 치질에 약이 효과가 있나요?

A _ 대체로 약이 효과가 있으나, 항문질환의 종류가 많고 정도의 차가 심해 효과가 별로 없을 수도 있습니다. 약은 치핵이나 치열의 초기에는 꽤 효과가 있습니다. 국소혈류개선제, 소염진통제, 변 완하제 등을 쓰면 증상이 꽤 좋아집니다. 그러나 정도가 심한 경우에는 별 효과가 없고 수술을 해야 치료되는 경우도 있습니다. 치루의 경우에는 항생물질이 감염을 억제해서 증세가 약간 좋아질 수 있으나 수술을 하지 않으면 치료가 되지 않습니다.

● 항문수술 후 입원기간

Q 선생님, 저는 해외 영업부에서 일하기 때문에 오랜 기간 회사에서 자리를 비울 수 없는데 항문수술을 하면 어느 정도 입원을 해야 하나요?

A_ 혈전성 외치핵은 부분마취를 하고 수술을 하면 입원하지 않고 바로 집에 갈 수 있으며, 초기 내치핵(2도)을 고무링 결찰법 등 비수술적 요법으로 치료하면 그 날로 집에 돌아가게 됩니다. 일반적으로 3도, 4도 내치핵의 경우 우리나라에서는 2~4일 정도 입원하게 됩니다.

일본의 병원에서는 치핵의 경우 평균 1~2주일 정도 입원하며, 입원비가 하루에 1,000달러씩 되는 미국의 병원에서는 당일 퇴원시키기도 하지만,

환자들 대부분이 병원 앞 호텔에 머물면서 병원에 아침마다 엉거주춤 걸어와 통원치료를 한다고도 하는데 쾌적하게 치료받는 것이라고는 할 수 없습니다.

치열의 경우 내괄약근 절개술만 하면 1~2일 정도 입원을 요하지만 피부판 이동술을 같이 시행한 경우는 3일 정도 입원을 하기도 합니다. 치루의 경우도 2~3일 정도 입원을 요하며, 심한 치루는 일주일을 넘기는 경우도 있습니다.

◑ 항문수술 후 현업으로의 복귀기간

Q 여름 휴가철에 그 동안 미루어 두었던 치질수술을 받고
싶어요. 수술로 입원한 후 얼마 정도 집에서 안정을 취한
후 회사에 출근하면 되는지 알고 싶습니다.

A_ 일률적으로 말하기는 힘들지만 대체로 앞의
입원기간, 입원치료 후 퇴원한 다음, 약 3~4일 정
도 집에서 안정하면서 통원치료 하다가 직장에
나가면 될 것으로 보입니다. 물론, 직장에 나가면
서도 일주일에 한두 번 통원치료를 요합니다.

● 항문수술 중의 통증

Q 치질이 심해서 병원에 갔더니 수술을 해야 한다고 합니다. 친구들이 수술받을 때 굉장히 아프다고 하는데 솔직히 겁이 납니다. 정말 수술할 때 많이 아픈가요?

A＿ 마취기술의 발달로 항문수술 중에는 전혀 아프지 않습니다. 마취는 전신마취, 척수마취, 미추마취를 많이 하는데, 미국과 유럽에서는 전신마취를 선호하고, 우리나라와 일본에서는 척수마취, 미추마취를 선호합니다.

○ 항문수술 후의 통증

Q 옛날부터 치질수술을 하면 통증이 심하다며 민간요법들이 성행하고 있는데, 정말 치질수술을 받고 나서도 통증이 몹시 심한가요?

A_ 항문은 민감한 곳이며 신경분포가 많아서 통증이 심한 것은 사실입니다. 그러나 수술기술이 많이 발달되었고, 통증을 해결하는 기술이 많이 향상되어 이제 통증은 심하지 않습니다.

수술 후에는 지속적 통증조절법(PCA)을 이용하고 있으며, 그로 인해 통증은 거의 느낄 수 없습니다. 그러므로 수술 후의 통증 때문에 수술을 두려워할 필요는 없습니다. 수술 후 2~3일째 최초로 배변을 할 때 통증이 있을 수 있지만 대개는 병원에서 대변이 부드러워지는 완하제를 주기 때문에 크게 고통은 없습니다.

민간요법은 통증이 더 심하며 부식제 주사를 맞으면 항문협착, 괄약근 손상 등 부작용이 심합니다.

● 항문수술 후 두통

Q 저는 수술 후 다음날 머리가 아프던데 항문수술을 했는데 왜 머리가 아픈거죠?

A_ 항문수술을 위해 마취하는 경우 전신마취나 척수마취를 많이 합니다. 척수마취 후에는 약 5~10%에서 두통이 생길 수 있습니다. 최근에는 가는 바늘을 사용함에 따라 두통의 빈도가 현저

히 줄고 있습니다. 척수마취는 전신마취에 비해 부담이 덜 되어 간이나 콩팥이 안 좋은 사람에게도 안전하게 사용될 수 있습니다. 두통은 보통 수술 후 이틀째에 생기며, 침대에서 일어날 때 느끼게 됩니다. 일어나거나 앉으면 심해지고 누우면 없어지거나 줄어듭니다.

두통의 원인은 마취할 때 뚫었던 바늘구멍으로 뇌척수액이 새어나가 뇌내압이 저하되기 때문입니다. 그래서 척수마취한 경우 수술 당일은 누워서 안정하는 것이 좋습니다. 충분히 수분을 섭취하거나 정맥으로 수액을 공급받아 감소한 뇌척수액을 보충하는 게 좋으며, 베개는 사용하지 않거나 낮은 것을 쓰는 게 좋습니다. 두통은 대개 2~3일이면 없어집니다.

● 항문수술로 입원 중 시중들 사람

Q 서울에서 자취를 하는 대학생인데, 치열로 수술을 받아야 하는데요. 입원 중에 제 옆에서 간호할 사람이 꼭 필요한가요?

A_ 항문수술 후 당일은 침대 위에서 안정을 권유하지만 수술 후 3시간 후면 걸어 다닐 수 있습니다. 그러므로 수술 후 시중들 사람이 꼭 필요하지는 않습니다.

○ 항문수술 후 배뇨곤란

Q 저는 치질로 수술을 받았는데 수술 당일 소변 보는 것
이 힘들었는데 이유를 모르겠어요.

A_ 항문수술 후 첫날 대개는 소변을 보기가 힘듭
니다. 이것은 항문과 요도, 방광 밑부분이 같은 신
경의 지배를 받으며, 자신도 모르게 항문에 힘을
주어 항문 괄약근이 닫혀 있는 상태가 됩니다. 이
때 요도 괄약근도 닫히게 되므로 소변 보기가 힘
듭니다. 척수마취 후에 배뇨곤란 빈도가 더 높습
니다.

소변 보기가 힘들 때는 따뜻한 온열 팩을 방광부
위에 20분 정도 대고 있거나 온수좌욕을 하는 것
이 좋습니다. 또, 수돗물을 약간 튼 상태에서 아랫

배를 손으로 누르면서 배뇨를 시도하면 반사운동
으로 소변을 보기가 쉽습니다. 그래도 안 되면 요
도에 가느다란 고무호스를 넣어 소변을 빼줍니
다. 도뇨를 하게 되면 이틀 정도는 소변볼 때 요도
가 따끔따끔 할 수 있으므로 되도록 도뇨를 안 하
고 소변을 볼 수 있으면 더 좋습니다.

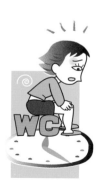

◑ 항문수술 후 배변감

Q 어제 수술을 받았는데 자꾸만 대변이 보고 싶어요. 그렇다고 대변이 나오는 것도 아닌데 말이죠. 자꾸만 대변이 보고 싶은 느낌은 왜 생기나요?

A_ 항문수술 당일이나 다음날 대변이 보고 싶어 실제 배변을 하려 해도 대변도 나오지 않으면서 자꾸 대변을 보고 싶은 변의가 느껴집니다. 이것은 항문수술을 하게 되면 수술창이 붓게 되어 압력을 느끼게 되고, 우리 몸은 마치 대변이 있어서 압력을 느끼는 것으로 착각하기 때문입니다. 그러므로 항문수술 당일은 변의가 있더라도 참는게 좋습니다.

○ 항문수술 후 배변

Q 수술하면 아파서 화장실에 못 갈 것 같아요. 보통 수술 후 언제 배변하게 되는지요?

A _ 보통 수술 1~3일 후에 배변하게 됩니다. 처음 배변 때는 대변이 굳게 나올 수 있습니다. 만약 3일째까지도 배변을 못 하게 되면 병원에서는 관장을 시켜줍니다.

배변을 하게 되면 즉시 좌욕을 하여 항문주위를 청결히 유지하는 게 좋습니다. 그래야 염증이 생기지 않습니다. 또한, 수술 후 약 2주까지는 배변 시에 소량의 출혈이 있을 수 있습니다. 나중에는 저절로 없어지므로 걱정할 것은 아닙니다. 다만, 출혈이 많으면 빨리 간호사에게 연락해야 합니다.

◑ 항문수술 후 2차 출혈

Q 걱정이 되어서 드리는 말씀인데 혹시 치질수술 후에 출혈이 되는 경우가 있나요?

A_ 항문수술 후 출혈은 1차 출혈과 2차 출혈이 있습니다. 1차 출혈은 수술 당일이나 그 다음날 출혈되는 것으로 수술창에서 출혈되는 것입니다. 항문수술 후 약 1~2주일 사이에 대량 출혈하는 경우가 있는데, 이것을 2차 출혈(지연 출혈)이라고 부르며, 수술시에 수술창을 봉합하였던 실이 녹은 후 굳은 대변 등으로 자극을 주었을 때 수술창에서 출혈이 되는 것입니다. 실이 녹는다고 다 출혈되는 것은 아니며 극히 일부에서 출혈이 됩니다. 그러므로 대변을 무르게 보는 것이 좋습니다. 입

원 중이면 간호사에게 빨리 알리고 퇴원 후 집에 있는 상태라면 빨리 수술한 병원으로 가는 것이 좋습니다. 대개는 링거 지혈제 등을 맞으면 좋아지며, 심하면 다시 마취한 후에 수술창을 봉합해주는 경우도 있습니다.

◑ 퇴원 후의 주의사항

Q 수술이 잘 되어서 이제는 화장실 가는 것이 두렵지 않을 것 같아요. 선생님, 혹시 수술 후에 제가 집에서 주의할 사항이 있으면 알려주세요.

A _ 수술창도 이제 상당히 안정되어 있으므로 큰 문제는 없습니다. 아직도 수술창에서 분비물이

나오므로 하루 2~3회 좌욕을 하는 것이 좋습니다. 배변 후에도 좌욕을 합니다. 좌욕 후에는 수건으로 물을 깨끗하게 닦고 건조시킵니다. 그런 다음 연고를 살짝 바릅니다.

2~3주는 격렬한 운동은 피하고 가벼운 운동만 해야 합니다. 대변이 부드럽게 나오도록 식물성 섬유소가 많은 채소나 과일을 많이 먹고 수분섭취를 늘리는 것이 좋습니다. 일주일에 1~2번 정도 통원치료를 해야 합니다.

● 항문주위농양의 치료와 입원 여부

Q 며칠 전부터 항문주위가 벌겋게 붓고 몸살이 난 듯 열
이 나며, 아파서 의자에 앉을 수도 없습니다. 어떻게 해야
하는지 알려주세요.

A_ 항문주위농양으로 보입니다. 항문주위농양은
지체하지 말고 빨리 대장항문과나 외과에서 절개
하여 고름을 제거해야 합니다.

Q 그럼 입원을 해야만 하나요?

A_ 입원을 하는 것이 좋습니다. 경미한 형은 부
분마취 후 절개술만 시행할 수도 있지만 심한 형

은 통증이 심하고 염증조직을 긁어내는 것이 불
가능하므로 마취 후 깨끗하게 수술하는 것이 좋
습니다.

Q 절개 배농술에 대한 이야기를 들어 본 적이 있습니다.
만약에 절개 배농술을 받으면 앞으로 또 치료가 필요합
니까?

A_ 절개 배농술만 받으면 1/3은 그것으로 완치되
지만 2/3에서는 후에 치루가 생깁니다. 치루가 생
기면 반드시 수술을 요하므로 다시 입원치료가
필요합니다. 따라서 항문주위농양 수술시 내구를
처리하는 근치수술을 받으면 재발률이 아주 적어
지므로 입원치료를 권하고 싶습니다. 심한 직장

항문주위농양은 처음에는 근치수술이 힘든 경우가 많습니다. 왜냐하면 조직이 흐물흐물하여 내구 처리가 되지도 않고 하려 해도 조직 손상이 많기 때문입니다. 이런 경우에는 2단계 수술을 하게 됩니다.

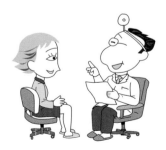

◑ 항문질환과 좌욕

Q 치열이 있는 저희 언니는 책에서 항문질환에 좌욕이 좋다고 해서 변을 보고난 후 늘 좌욕을 합니다. 그런데 항문이 조금씩 가렵다고 하네요. 왜 그런가요?

A_ 치열의 보존적인 치료방법으로 좌욕이 좋은 것은 사실입니다. 그러나 좌욕 후에 항문에 묻은 물기를 완전히 닦아 주는 것이 중요합니다. 좌욕 후 충분히 물기를 말려주지 않으면 항문주위에 습기가 차서 세균 등이 번식하기 쉬워 가려울 수 있습니다. 항문전용 수건을 준비하여 좌욕 후 잘 닦아 주시거나 드라이어로 말려주시면 좋습니다.

▮변비에 대하여

여행 등으로 변비가 갑자기 생겼을 때 그 괴로움은 말로 설명할 수 없을 정도이며, 몸이 찌뿌듯하고 컨디션이 아주 떨어진다. 쾌변은 건강의 한 요소이다. 변비로 너무 고생을 했던 한 여성은 변비만 해결할 수 있다면 수술을 포함한 어떤 치료라도 받겠다며 애원하던 모습이 눈에 선하다. 변비는 당사자에게는 괴롭고 불편하다.

변비란 장내에 대변이 비정상적으로 오래 머물러 있는 상태를 말하며, 일주일에 3회 미만으로 배변할

때 변비라 한다. 변비의 증상을 더 자세히 설명하면

① 1주에 2회 미만 배변하거나

② 하루에 본 대변의 양이 35g 이하

③ 배변할 때 끙끙 힘을 써야 배변이 되는 경우가
   25% 이상일 때

④ 대변이 굳게 나오는 경우가 25% 이상

⑤ 배변이 끝난 후에도 여전히 변이 남아 있는 듯
   한 느낌(즉, 잔변감을 느낄 때가 25% 이상)

　위 5가지 중 2가지 이상 해당되는 것이 3개월 이
상 지속되면 만성변비라 할 수 있다. 우리나라의
경우 전체인구의 2%가 만성변비로 고생하고 있으
며 여자가 남자보다 3~4배 많고 고령이 되면 증가
한다.

1. 변비의 종류

변비는 갑작스레 발생하는 급성변비와 장기간에
걸쳐 지속되는 만성변비로 나눈다.

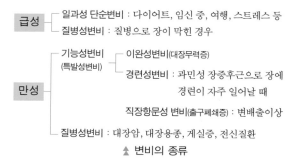

급성 ┬ 일과성 단순변비 : 다이어트, 임신 중, 여행, 스트레스 등
     └ 질병성변비 : 질병으로 장이 막힌 경우

만성 ┬ 기능성변비 ┬ 이완성변비(대장무력증)
     │ (특발성변비) ├ 경련성변비 : 과민성 장중후근으로 장에
     │   경련이 자주 일어날 때
     │   └ 직장항문성 변비(출구폐쇄증) : 변배출이상
     └ 질병성변비 : 대장암, 대장용종, 게실증, 전신질환
                    ▲ 변비의 종류

(1) 급성변비

● 일과성 단순변비

식사량이 적거나 수분을 적게 섭취하는 경우, 여
성이 임신 중이거나 월경 전 시기에 황체호르몬(프

로게스테론)의 영향으로 변비가 생긴다. 여행을 하거나 생활환경이 변하였을 때, 스트레스가 생겼거나 운동부족일 때, 아편 제제 같은 약을 먹었을 때 생기는 변비이다. 원인만 제거하면 곧 치료된다.

● 질병성 변비

질병에 의해 생긴 변비로 대장암, 장 유착 등으로 장이 막힌 경우 등이다. 보통, 심한 복통과 구토가 있으며, 배가 불러진다.

(2) 만성변비

만성변비에는 장기능이 저하되어 생긴 기능성 변비와 질병이 원인으로 생긴 기질성 변비가 있다.

● **만성 기능성 변비(특발성 변비)**

장기능이 어떤 원인으로 저하되었기 때문에 생긴다. 만성 기능성 변비에는 이완성 변비, 직장항문형 변비, 경련성 변비, 세 가지가 있다.

- 이완성 변비(대장무기력형): 장의 연동운동이 약해서 대변을 내보내는 힘이 약해져서 생긴다. 고령자나 대장이 길고 늘어진 사람, 여성이 출산을 반복해서 복근이 이완되었을 때 잘 생긴다.

- 직장항문형 변비(출구폐쇄성 변비): 출구폐쇄형 변비라고도 한다. 변이 배출되는 기능에 이상이 있을 때 생긴다. 직장탈출증, 직장질벽 이완증, 골반저 하강증후군, 직장항문 반사운동의 이상이 있을 때 생긴다.

- 경련성 변비(과민성 장증후군): 이완성 변비와는 반대로 장의 연동운동이 지나쳐서 장이 경련을

일으켜 변이 통과하기 어렵기 때문이다. 과민성
장중후군일 때 생긴다.

● **질병성 변비**

질병이 원인이 되어 변비가 생긴 경우이다. 다음
과 같이 네 가지 경우로 크게 나눈다.

- 대사 및 내분비 장애: 장운동 장애를 초래하여
  변비가 생긴다. 당뇨병, 갑상선 기능장애, 뇨독
  증, 저칼륨증, 고칼슘증, 갈색종.

- 신경조직 장애: 장근육에 분포되어 있는 신경조
  직의 장애로 장운동 장애나 항문괄약근 조절기
  능 이상을 초래하여 변비가 생긴다. 뇌종양, 척
  수 손상, 자율신경 질환, 샤가스병.

- 근육기능 약화: 대변을 보는데 복압이 중요한 역
  할을 한다. 폐기종으로 인한 복벽운동 장애, 배

의 근육약화 등이 있을 때 변비가 생길 수 있다.

– 장관 폐쇄: 대장암, 장협착증, 궤양성 대장염,
과민성 장, 선천성 거대결장.

2. 변비가 생기는 원인

● **변의를 묵살한다**(화장실에 가고 싶을 때 참는 것)

대변을 보고 싶을 때 시간이 없거나 배변할 여건
이 안 되어 배설을 참게 되면 배변 리듬이 흐트러지
고 장 내에 변이 차 있다는 것을 느끼는 감각이 둔해
진다.

● **아침식사를 안 한다**

아침식사를 하지 않으면
위 · 대장 반사운동이 일어

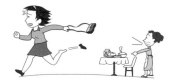

나지 않아 배변이 어려워진다.

● 식물섬유의 부족

버키트(Burkitt)란 의사의 주장에 따르면 육식을 주로 하는 서구인들은 곡물과 채소 섭취량이 적어 대변의 양이 적고, 때문에 변비와 대장암이 많다고 하였다. 반면, 아프리카인은 식사가 채소나 곡물 위주이므로 대변의 양이 많고, 따라서 변비와 대장암이 적다고 하였다.

● 수분의 부족

보통 정상의 변은 70%의 수분을 포함하고 있다. 따라서 이보다 수분이 적으면 변이 굳어져서 배변하기가 힘들어진다.

● 정신적 요인

대장운동은 자율신경의 영향하에 있다. 자율신경은 인간의 감정과 밀접하게 연관되어 있어서 환경이 변하는 등 정신적인 스트레스나 긴장이 생기면 자율신경의 부조화로 대장운동의 리듬이 흐트러져 변비가 생길 수 있다. 이럴 때는 복식호흡(심호흡)을 하여 마음의 안정을 찾는 것이 중요하다.

● 여성호르몬(황체호르몬)

여성은 남성에 비해 변비가 3~4배 많다. 여성의 성호르몬 중 황체호르몬(프로게스테론)은 대장의 연동운동을 억제한다. 따라서 여성의 경우 황체호르몬이 활발해지는 임신 중이나 또는 배란일(월경 시작부터 대개 14일)부터 월경 전까지는 변비가 심해질 수 있다.

● 고령자

고령이 되면 근육이나 신경이 약해져 대장의 활동이 저하된다. 또한 소화가 잘 안 되므로 식사량도 줄고, 거친 음식보다 이미 가공된 부드러운 음식을 선호한다. 가공된 부드러운 음식에는 식물성 섬유소가 적게 함유되어 있다. 또한 심장이 약해지므로 수분섭취도 줄어 변비의 요인이 된다.

● 운동부족

운동이 부족하면 장에 자극을 덜 주어 장의 연동운동이 감소할 뿐 아니라 복부근육이 약해지고 장이 늘어지게 된다. 복부근육이 약해지면 배에 힘을 주어 대변을 내보내는 힘이 약해진다. 때문에 변비의 요인으로 작용한다.

3. 변비인지 진단하는 방법

(1) 문 진

언제부터 변비가 있었는지, 며칠에 한 번 배변을 하는지, 대변이 어떤 상태인지(굳기, 색, 양), 잔변감이 있는지, 복통이나 배변시 통증이 있는지, 배변시 출혈이 되는지, 설사약을 복용하는지, 치질이 있는지 등을 물어 진단한다.

(2) 복부촉진

복부에 이상한 팽창이나 응어리가 없는지, 눌러서 아픈 곳은 없는지, 대변이 복부에 정체되어 있는지 등을 손으로 만져 진단한다.

(3) 항문수지검사

항문 괄약근이 꽉 조이는지, 직장 내 대변이 있는지, 색이나 굳기가 어떤지, 응어리가 만져지는지 검사한다.

(4) 항문경, S상결장경, 대장내시경 검사

대장의 질환 여부를 확인하며 장점막이 검게 변색되어 있으면 변비약을 장기간 사용한 것을 의미한다.

(5) 대장조영술, 복부 단순 X선 촬영

(6) 혈액검사 및 변잠혈 검사

간기능 검사, 전해질, 칼슘, 인, 신장기능 검사(BUN, Cr) 등을 한다.

(7) 대장통과시간 측정 검사

X선상에 나오는 조그만 링이 20개 담긴 캡슐을 먹인 후 대장에서 통과되는 과정을 조사하는 방법이다. 먹은 지 5일 후에 20%(4개) 이상 장에 남아 있으면 변비이다. 남아 있는 분포가 전 대장에 걸쳐 있으면 대장무기력성, 직장에만 있으면 직장항문성(출구폐쇄성)으로 구분한다. 변비의 종류를 구별하는 데 가장 기초적인 검사방법이다.

(8) 직장항문 내압 검사(Manometry)

항문관 내의 압력을 측정하고 직장항문 반사운동 유무, 얼마만큼의 대변을 참을 수 있는지를 보는 직장 순응도 검사를 할 수도 있다. 숄러(shouler)란 학자는 변비가 있는 사람은 정상인에 비해 안정시나 배변을 볼 때 항문압이 2배 정도 높다고 발표하였다.

(9) 배변조영술

변의 굳기와 비슷한 반고형성의 조영제를 직장에 넣어 실제 변을 보게 하면서 직장항문의 각도, 배변 과정을 관찰한다. 직장류, 직장중첩증 등을 진단해 낼 수 있다.

(10) 근전도 검사

신경계통의 이상 유무를 검사한다.

4. 변비를 치료하는 방법

(1) 생활요법

일찍 자고 일찍 일어나는 규칙적인 생활, 스트레스를 덜 받는 생활 등 안정된 생활을 한다.

(2) 배변 교육

아침에 일어나자마자 물이나 우유를 한 컵 마시고, 아침식사를 꼭 하며 식후에 변의가 있든 없든 배변을 시도한다. 자는 동안 비어 있는 위에 음식물이 들어가면 대장이 수축하여 변의를 일으킨다. 이른바 위·대장 반사운동인데, 보통 아침식사 후가 가장 강하다.

(3) 식생활의 조절

● 식물성 섬유소를 많이 섭취한다

섬유소는 수분을 충분히 흡수하여 대변을 부드럽게 만들며, 대변의 양을 많게 할 뿐만 아니라 발암물질을 흡착하여 대변과 함께 배출하므로 대장암의 예방에도 효과가 크다.

● 물을 많이 마신다

물을 적게 마셔도 변비가 생긴다. 신장, 심장병이 있는 사람은 부담이 될 수 있지만 보통 건강한 사람의 경우 하루에 물을 8컵 이상 마시는 것이 좋다.

● 장에 나쁜 음식을 피한다

감, 담배, 술, 고추 등의 향신료, 진한 조미료, 커피, 홍차, 진한 녹차 등 카페인이 많은 차, 농도가 진한 고깃국물, 생선국물, 설탕이 다량 함유된 음식, 가공식품 등은 장의 운동을 저하시켜 변비를 유발할 수 있다.

(4) 운동과 체조

대장의 연동운동은 신체적 운동이나 복부를 자극하여도 활발해진다. 운동과 체조 등으로 배의 근육

이 강화되면 배변을 하는 데 도움이 된다. 특히 이
완성 변비나 경련성 변비 환자에게는 복부 마사지
를 통한 변비 치료가 큰 도움이 된다.

● 복부 두드리기 운동

발을 어깨 넓이로 벌리
고 무릎을 약 20도 구부린
기마자세에서 양손에 힘을
빼고 손바닥으로 복부를
철썩철썩 두드리거나, 손
바닥 대신 주먹을 쥐고 주

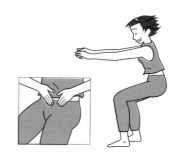

먹 아래쪽으로 부드럽게 쳐도 된다. 하루에 약 500회
씩 하면 복근이 단련되고 장에 적당한 자극을 줄 수
있다.

● 복부 마사지법

배를 우측 하복부에서 시계방향으로 30회 정도 문질러 준다. 이 방향은 대장이 우측에서 시작하여 좌측으로 가기 때문이다. 소장의 운동을 일으키는 기점은 십이지장에 있으며 대장이 연동운동을 시작하는 기점은 횡행결장의 중간부분(캐논의 점, Cannon point)에 있다. 따라서 이곳부터 자극을 주기 위해 상복부에서부터 중복부, 하복부로 내려가면서 자극한다. 상복부, 중복부, 하복부 각 5분 정도씩 마사지하는 것이 좋으며 아침에 마사지한다면 물을 한 컵 마시고 시작하는 것도 좋다.

(5) 관 장

변비가 심해져 돌같이 단단한 대변이 항문 입구의 직장에서 꽉 막고 있을 때는 관장을 하거나 비닐

장갑을 끼고 손가락으로 직접 변을 파내야 한다. 노인의 경우 3~4일 대변을 못 보면 변을 파내야 하며, 요리할 때 사용하는 비닐장갑을 사용하면 된다.

관장은 가장 빠른 효과가 있으나 습관성이 될 수 있으므로 필요한 경우에만 이용한다. 관장의 종류에는 항문에 넣는 성분에 따라 생리적 식염수 관장, 비눗물 관장, 글리세린 관장 등이 있다.

(6) 하제의 사용

되도록 앞의 방법으로 배변을 해야 하지만 그래도 안 되면 하제를 사용할 수밖에 없다. 사용하더라도 인체에 해롭지 않거나 덜 해로운 것을 이용해야 하므로 하제의 특성을 알아볼 필요가 있다. 일반적으로 자극성 하제보다는 팽창성 하제나 비자극성 하제를 이용하는 것이 좋다.

● 팽창성 하제

하제라기보다는 일종의 식품에 가깝다고 할 수 있다. 섬유소를 많이 함유하여 수분을 약 30배까지 흡수하기 때문에 대변을 부드럽게 하고 대변 양을 많게 한다. 장기간 사용해도 부작용이 없다. 하지만 장이 막히거나 장에 좁아진 부위가 있는 협착이나 궤양이 있으면 주의해서 사용해야 한다.

차전자 씨(Psyllium), 즉 질경이 씨 제품이 주류를 이루며, 합성제품인 메틸 셀룰로오스, 카라야 등이 있다. 시중에 파는 것으로는 뮤타실(Metamucil), 콘실, 시리움덱스, 콜론 화이버 등이 있다. 효과는 복용 후 24시간 뒤에 볼 수 있으며, 수분을 많이 섭취해야 효과가 있다.

● 염류하제

비자극성 하제로 산화마그네슘(MgO), 수산화칼
슘, 구연산마그네슘, 마크롤 등이 이에 속한다. 마
그네슘 제제는 소장에서 흡수가 잘 안 되고 대장에
서 삼투압이 높아져 수분을 장관 내에 저류시켜 대
변을 무르게 만든다. 변비 환자는 하제를 사용할
때, 우선 팽창성 하제를 사용하고 그래도 안 되면 염
류하제를 사용하는 것이 좋다. 3~6시간이면 효과가
나타나며 역시 물을 많이 마셔야 효과가 좋다.

● 자극성 하제

장에 있는 아우에르바하 신경총을 자극하여 대장
의 운동을 증가시키고 수축을 일으킨다. 습관성이
될 우려가 있기 때문에 되도록 사용하지 않는 편이
좋다. 또한, 사용 후 대개 복통이 온다.

● **침윤성 하제**

코라스, 서팍, 폴로사콜 등이 이에 속하며, 수분을 굳은 변에 침투시켜 변을 부드럽게 만든다.

(7) **좌 약**

글리세린, 비사코딜, 코라스, 센나, 이산화탄소 제제로 된 좌약을 사용하기도 한다.

(8) **장운동 촉진제의 사용**

베타네콜, 메토크로프라미드(맥소롱), 돔페리돈, 시사프라이드, 레보프라이드 등을 사용한다. 이 중 시사프라이드는 대장운동을 촉진시켜 효과가 좋지만 심장질환을 유발할 수 있어 판매금지되었고, 대신 레보프라이드를 사용한다.

(9) 바이오피드백 훈련

괄약근에 힘을 주어 이완, 수축을 반복하여 배변이 부드럽게 이루어지게 한다.

(10) 수 술

직장류, 직장탈출증, 선천성 거대결장이 원인인 변비는 수술을 해야 치료된다. 하지만 변비 환자 중 이러한 질환이 차지하는 비율은 많지 않다. 약에 반응하지 않는 대장무력증 등도 수술을 통해 치료하기도 한다.

:올바른 배변법

치아질환을 예방하기 위해서는 칫솔로 이를 닦고 구강을 청결히 해야 하듯이, 항문질환을 예방하기 위해서는 항문을 늘 청결히 유지하며 올바른 배변 습관을 갖는 것이 중요하다. 이렇게 하면 항문질환 의 50% 이상은 예방되리라 생각한다.

● 배변 후 항문을 물로 세척한다

직장암으로 항문을 없애고 대장을 배로 꺼내놓은 인공항문 환자를 보면 항문이 얼마나 중요한 기관이라는 것을 알 수 있다. 따라서 항문을 항상 청결히 유지해야 한다. 배변 후 휴지로 항문을 닦으면 항문 주름과 주름 사이를 다 닦을 수 없다. 그래서 휴지로 1~2번 닦은 후 세숫대

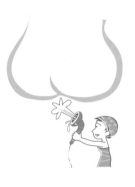

야에 물을 받아 물로 세척하는 것이 좋다.

물로 닦아야 구석구석 깨끗하게 닦아진다. 휴지도 절약되어 일석이조의 효과가 있다. 휴지를 물에 적셔 닦는 사람도 있다. 물로 닦는 것보다는 못해도 휴지로만 닦는 것보다는 좋다.

● 배변은 3분 내로 마친다

치핵(치질)은 항문의 점막하 조직인 쿠션조직이

밖으로 밀려나와 생긴 것이다. 치핵을 유발하는 요인 중 가장 많은 것은 배변을 오랫동안 보면서 힘을 쓰는 것이다.

배변시에는 누구나 쿠션조직이 밑으로 하강하는데 하강해 있는 시간이 길면 배변 후에도 늘어나 있던 지지조직이 원상태로 복구가 안 되어 치핵이 생기는 것이다.

그러므로 배변을 빨리 마치는 것이 치핵을 예방하는 지름길이다. 그러기 위해서는 아침식후에 규칙적으로 배변을 하며 배변시 신문, 책 등을 보지 않는 것이 좋다.

● 배변은 규칙적으로 아침식후에 하도록 한다

아침 식전에 10~20분 걸려 배변하던 분이 아침식후에 배변을 하여 3분 이내로 끝내는 경우가 많다.

배변하는 시간은 사람마다 다 다르다. 가급적이면 아침 식후에 하는 것이 변비를 예방해 준다. 아침식사를 하여 비어 있던 위에 음식물이 들어가면 대장에 영향을 미쳐, 즉 위·대장 반사운동이 일어나 강력하게 배변하고 싶은 변의가 생긴다. 이때 배변을 하면 쉽고 빨리 끝낼 수가 있다.

● **배변중이나 배변 후에 항문을 오므려서 배 위쪽으로 당긴다**

이렇게 하면 밀려나온 항문 쿠션조직이 쉽게 제자리로 들어가 치핵을 예방해 준다. 위와 같이 항문을 오므려 위로 당기는 것을 10회 정도 반복한다. 이것은 두치(Douchie)라는 의사가 주장했는데 효과가 좋다. 특히 3도, 4도 내치핵이 있는 경우에는 더 이상 진행이 되지 않게 하는 효과가 있다.

● 굳은 변을 피하고 부드러운 변을 만든다

매일 배변을 하면 부드러운 변이 나온다. 수분이나 식물성 섬유소를 많이 섭취해도 대변의 양이 많아지고 부드러워진다.

● 변기는 양변기가 좋다

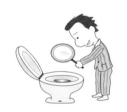

재래식 변기는 항문에 부담이 된다. 항문으로 피가 몰리는 울혈이 쉽게 일어나고 항문 쿠션조직이 쉽게 밖으로 빠져 나온다. 양변기는 항문에 부담이 덜 된다. 재래식 변기를 사용하는 분들은 의료기를 판매하는 곳에서 장애자를 위한 변기를 사다가 그것을 재래식 변기 위에 올려놓으면 양변기와 같이 사용할 수 있다.